黄帝内经的养生之道

连建伟

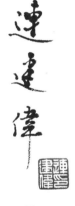

编著

浙江大学出版社
ZHEJIANG UNIVERSITY PRESS

图书在版编目(CIP)数据

黄帝内经的养生之道 / 连建伟编著. —杭州：浙江大学出版社，2023.7
ISBN 978-7-308-23944-8

Ⅰ.①黄… Ⅱ.①连… Ⅲ.①《内经》—养生(中医) Ⅳ.①R221

中国国家版本馆 CIP 数据核字(2023)第 111529 号

黄帝内经的养生之道
连建伟 编著

责任编辑 殷晓彤
责任校对 张凌静
封面设计 黄晓意
出版发行 浙江大学出版社
(杭州市天目山路 148 号 邮政编码 310007)
(网址：http://www.zjupress.com)
排 版 浙江时代出版服务有限公司
印 刷 浙江省邮电印刷股份有限公司
开 本 710mm×1000mm 1/16
印 张 4.5
字 数 150 千
版 印 次 2023 年 7 月第 1 版 2023 年 7 月第 1 次印刷
书 号 ISBN 978-7-308-23944-8
定 价 36.00 元

前言

《黄帝内经》是我国最早的中医经典著作。黄帝距今有四千余年。在西汉司马迁所著《史记·五帝纪》中就记载了黄帝。黄帝是有熊国国君之子，本姓公孙，后改姬姓，名轩辕，所以后世称其为轩辕黄帝。传说医药、蚕桑，包括舟车、文字等的发明都同黄帝有关。《黄帝内经》系战国至秦汉时期人托名黄帝而作，包括两部书，一部为《素问》，一部为《灵枢》。《黄帝内经·素问》是经唐代太医令王冰注释后流传下来的。一般认为，王冰是历史上第一个注释《黄帝内经》的人。实际上，在隋朝就有人注释了《黄帝内经》，但是隋朝所注释的《黄帝内经》已经失传了。在王冰的注解里可以看到隋朝人注释的痕迹。他在书中提到隋朝全元起注释了《黄帝内经》。

本书阐述了《黄帝内经·素问》中有关医学、养生的问题。素，是指本质。『素者，本也。』问，是指黄帝问岐伯。岐伯是黄帝的老师。黄帝问，岐伯答，《黄帝内经》就是这样的问答形式。黄帝问岐伯有关人体本质的种种问题，所以称《素问》。

上篇　书法篇

余聞上古之人，春秋皆度百歲而動作不衰，今時之人，年半百而動作皆衰者，時世異耶？人將失之耶？岐伯對曰：上古之人，其知道者，法於陰陽，和於術數，食飲有節，起居有常，不妄作勞，故能形與神俱而盡終其天年，度百歲乃去。

素問·上古天真論篇第一

余聞上古之人，春秋皆度百歲而動作不衰。今時之人，年半百而動作皆衰者，時世異耶？人將失之耶？

岐伯對曰：上古之人，其知道者，法於陰陽，和於術數，食飲有節，起居有常，不妄作勞，故能形與神俱，而盡終其天年，度百歲乃去。

今時之人不然也，以酒為漿，以妄為常，醉以入房，以欲竭其精，以耗散其真，不知持滿，不時御神，務快其心，逆於生樂，起居無節，故半百而衰也。

夫上古聖人之教下也，皆謂之虛邪賊風，避之有時，恬惔虛無，真氣從之，精神內守，病安從來。

是以志閑而少欲，心安而不懼，形勞

而不倦，氣從以順，各從其欲，皆得所願。
故美其食，任其服，樂其俗，高下不相慕，
其民故曰樸。
是以嗜欲不能勞其目，淫邪不能
惑其心，愚智賢不肖不懼於物，故合
於道。
所以能年皆度百歲而動作不衰者，
以其德全不危也。

帝曰：人年老而無子者，材力盡邪？將天數然也？

岐伯曰：女子七歲，腎氣盛，齒更髮長。二七而天癸至，任脈通，太沖脈盛，月事以時下，故有子。三七，腎氣平均，故真牙生而長極。四七，筋骨堅，髮長極，身體盛壯。五七，陽明脈衰，面始焦，髮始墮。

六七，三陽脈衰於上，面皆焦，髮始白。七七，任脈虛，太沖脈衰少，天癸竭，地道不通，故形壞而無子也。

丈夫八歲，腎氣實，髮長齒更。

二八，腎氣盛，天癸至，精氣溢瀉，陰陽和，故能有子。

三八，腎氣平均，筋骨勁強，故真牙生而長極。

四八，筋骨隆盛，肌肉滿壯。
五八，腎氣衰，髮墮齒槁。
六八，陽氣衰竭於上，面焦，髮鬢斑白。
七八，肝氣衰，筋不能動，天癸竭，精少，腎藏衰，形體皆極。
八八，則齒髮去。
腎者主水，受五藏六府之精而藏之，故五藏盛，乃能瀉。

今五藏皆衰，筋骨解墮，天癸盡矣。故髮鬢白，身體重，行步不正，而無子耳。

帝曰：有其年已老而有子者何也？

岐伯曰：此其天壽過度，氣脈常通，而腎氣有餘也。此雖有子，男不過盡八八，女不過盡七七，而天地之精氣皆竭矣。

素問·四氣調神大論篇第二

聖人不治已病治未病，不治已亂治未亂，此之謂也。

夫病已成而後藥之，亂已成而後治之，譬猶渴而穿井，斗而鑄錐，不亦晚乎！

素問・金匱真言論篇第四

夫精者，身之本也。故藏於精者，

春不病温。

故曰：陰中有陽，陽中有陰。

平旦至日中，天之陽，陽中之陽也。

日中至黄昏，天之陽，陽中之陰也。

合夜至雞鳴，天之陰，陰中之陰也。

雞鳴至平旦，天之陰，陰中之陽也。

故人亦應之。夫言人之陰陽，則外為陽，內為陰。言人身之陰陽，則背為陽，腹為陰。言人身之藏府中陰陽，則藏者為陰，府者為陽。肝心脾肺腎五藏皆為陰，膽胃大腸小腸膀胱三焦六府皆為陽。

素問・陰陽應象大論篇第五

治病必求於本。

年四十，而陰氣自半也，起居衰矣。

年五十，體重，耳目不聰明矣。

年六十，陰痿，氣大衰，九竅不利，下虛上實，涕泣俱出矣。

故曰：知之則强，不知則老。

愚者不足，智者有餘，有餘則耳目

聰明，身體輕強，老者復壯，壯者益治。

是以聖人為無為之事，樂恬淡之能，從欲快志於虛無之守，故壽命無窮，與天地終，此聖人之治身也。

故邪風之至，疾如風雨，故善治者治皮毛，其次治肌膚，其次治筋脈，其次治六府，其次治五藏。治五藏者，半死半生也。

故天之邪氣、感則害人五藏。水谷之寒熱、感則害人六府。地之濕氣、感則害皮肉筋脈。

素问·灵兰秘典论篇第八

心者，君主之官也，神明出焉。

肺者，相傅之官，治节出焉。

肝者，将军之官，谋虑出焉。

膽者，中正之官，决断出焉。

膻中者，臣使之官，喜乐出焉。

脾胃者，仓廪之官，五味出焉。

大肠者，传道之官，变化出焉。

小腸者、受盛之官、化物出焉。

腎者、作強之官、伎巧出焉。

三焦者、決瀆之官、水道出焉。

膀胱者、州都之官、津液藏焉、氣化則能出焉。

凡此十二官、不得相失也。故主明則下安、以此養生則壽、殁世不殆、以為天下則大昌。主不明則十二官危、使道闭塞而不通，形乃大伤，以此养生则殃，以为天下者，其宗大危，戒之戒之。

五藏生成篇第十

故人卧則血歸於肝，肝受血而能視，足受血而能步，掌受血而能握，指受血而能攝。

素问、异法方宜论篇第十二

黄帝问曰：医之治病也，一病而治各不同，皆愈何也？岐伯对曰：地势使然也。

故东方之域，天地之所始生也，鱼盐之地，海滨傍水，其民食鱼而嗜咸，皆安其处，美其食，鱼者使人热中，盐者胜血，故其民皆黑色疏理，其病皆为癰瘍，其治宜砭石，故砭石者，從東方來。
西方者，金玉之域，沙石之處，天地
之所收引也，其民陵居而多風，水土剛
強，其民不衣而褐薦，其民華食而脂
肥，故邪不能傷其形體，其病生於內，
其治宜毒藥，故毒藥者，亦從西方來。
北方者，天地所閉藏之域也，其地高
陵居，風寒冰冽，其民樂野處而乳食，

藏寒生滿病，其治宜灸焫，故灸焫者，亦從北方來。

南方者，天地所長養，陽之所盛處也，其地下，水土弱，霧露之所聚也，其民嗜酸而食胕。故其民皆致理而赤色，其病攣痹，其治宜微鍼。故九鍼者，亦從南方來。

中央者，其地平以濕，天地所以生

萬物亦衆，其民雜食而不勞，故其病多痿厥寒熱，其治宜導引按蹻，故導引按蹻者，亦從中央出也。故聖人雜合以治，各得其所宜，故治所以異而病皆愈者，得病之情，知治之大體也。

素问·藏气法时论篇第二十二

毒药攻邪，五谷为养，五果为助，五畜为益，五菜为充，气味合而服之，以补精益气。

素問、宣明五氣篇第二十三

五藏所主：心主脈，肺主皮，肝主筋，脾主肉，腎主骨，是謂五主。

五勞所傷：久視傷血，久臥傷氣，久坐傷肉，久立傷骨，久行傷筋，是謂五勞所傷。

素問、寶命全形論篇第二十五

天覆地載，萬物悉備，莫貴於人。人以天地之氣生，四時之法成。

夫邪之生也，或生於陰，或生於陽，其生於陽者，得之風雨寒暑，其生於陰者，得之飲食居處，陰陽喜怒。

素問·五常政大論篇第七十

病有久新、方有大小。有毒無毒、故宜常制矣。

大毒治病、十去其六、常毒治病、十去其七、小毒治病、十去其八、無毒治病、十去其九。穀肉果菜、食養盡之。無使過之、傷其正也。

刺法論篇第七十二

余聞五疫之至，皆相傳易，無問大小，病狀相似，不施救療，如何可得不相移易者？岐伯曰：不相染者，正氣存內，邪不可干，避其毒氣。

素問・至真要大論篇第七十四

知其要者，一言而終，不知其要，流散無窮。

夫五味入胃，各歸所喜，故酸先入肝，苦先入心，甘先入脾，辛先入肺，鹹先入腎，久而增氣，物化之常也，氣增而久，夭之由也。

素问、著至教論篇第七十五

黄帝坐明堂，召雷公而问之曰：子知醫之道乎？雷公对曰：誦而未能解，解而未能别，别而未能明，明而未能彰，足以治群僚，不足治侯王。

道上知天文，下知地理，中知人事，可以長久，以教衆庶，亦不疑殆，醫道論篇，可傳後世，可以為寶。

下篇 解析篇

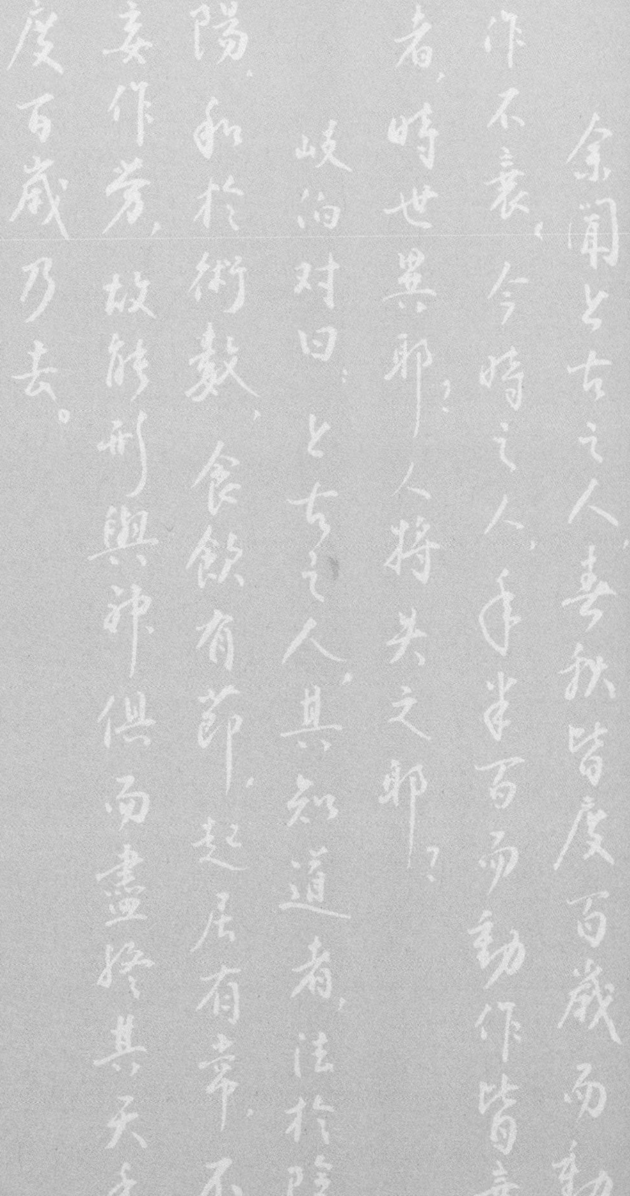
余聞上古之人，春秋皆度百歲而動
作不衰，今時之人，年半百而動作皆衰
者，時世異耶？人將失之耶？
岐伯对曰：上古之人，其知道者，法於陰
陽，和於術數，食飲有節，起居有常，不
妄作勞，故能形與神俱，而盡終其天年
度百歲乃去。

素问·上古天真论篇第一

余闻上古之人，春秋皆度百岁，而动作不衰；今时之人，年半百而动作皆衰者，时世异耶？人将失之耶？

黄帝问岐伯：我听说上古（上古，即远古，指文字还没有发明之前的年代）的人，年龄一般能过百岁，并且身体很好，动作敏捷；而现在的人，到了五十岁左右就动作迟缓了。这是时代不同了呢？还是人快要消亡了呢？

岐伯对曰：上古之人，其知道者，法于阴阳，和于术数，食饮有节，起居有常，不妄作劳，故能形与神俱，而尽终其天年，度百岁乃去。

岐伯告诉黄帝：远古的人知道养生之道，根据阴阳的规律去养生。『阴阳』就是大自然的规律。比如说冬天阴冷，夏天阳热，应该知道如何保养身体。『术数』就是养生的方法。正因为人们知道这些养生的道理，所以『食饮有节，起居有常』。吃东西、喝酒都有一定节制，起居、工作都保持一定的规律。干活不是蛮干的，所以称『不妄作劳』，比如说能挑两百斤的担子，就不会去挑三百斤的担子。『故能形与神俱』，因此形体和精神都很好。『而尽终其天年，度百岁乃去』，他能够享受天年。天年就是大自然给人的年岁，大自然给人的年岁是百岁以上。古人提到，真正懂得保养的远古之人可以活到百岁以上。王冰注释《素问》时认为，人可以活到一百二十岁。所谓『寿』就是一百二十岁，所以真正的天年就是一百二十岁。

今时之人不然也，以酒为浆，以妄为常，醉以入房，以欲竭其精，以耗散其真，不知持满，不时御神，务快其心，逆于生乐，起居无节，故半百而衰也。

岐伯告诉黄帝：现在的人跟上古的人就不一样了，他们把酒当作水一样地喝，『浆』就是水；『以妄为常』，『妄』就是妄为、胡来；『醉以入房』，喝醉了酒还要行房事；『以欲竭其精』，纵欲无度，耗竭阴精；『以耗散其真』，耗散自己的真气；『不知持满』，不知道小心，『持满』犹如杯子里盛着满满的水，拿着就要小心，走得快就会洒出来；『不时御神』，经常消耗自己的精神；『务快其心』，只要自己心里痛快就行；『逆于生乐』，就是逆于养生的真正乐趣；『起居无节』，起居根本就没有规律；『故半百而衰也』，所以现在的人到了五十岁左右就衰老了。

笔者认为这一段对于现在的养生是很有启发的，如果我们保养得好，实际上寿命可以超过百岁。按照王冰注解，可以达到一百二十岁。那为什么现在的人衰老得快呢？就是因为『以酒为浆，以妄为常，醉以入房，以欲竭其精，以耗散其真，不知持满，不时御神，务快其心，逆于生乐，起居无节』，『故半百而衰也』。

夫上古圣人之教下也，皆谓之虚邪贼风，避之有时，恬淡虚无，真气从之，精神内守，病安从来。

『夫』是个语气助词，没有实际意义。上古有高尚道德品质的人教导下面的人，都说『虚邪贼风，避之有时』，要避免发生疾病，以预防为主。所谓『虚邪贼风』，就是讲『邪』是乘虚而入的。人的体质差了，所以邪气才能侵害人体。比如说外面有风，两个人一起出去，回来以后，一个人生病了，另一个人没有生病，往往是体质差的人生病了。『邪』乘虚而入，所以称为『虚邪』。『贼风』，把『风』比喻跟盗贼一样，家里的门没有关好，盗贼就会进来，所以称为『贼风』。对『虚邪贼风』，要『避之有时』；『恬淡虚无，真气从之』，就是要保持平静、安定的心态，真气才能够充足，气机才能够顺畅。从外面来讲，要躲避『虚邪贼风』，从体内来说，要『恬淡虚无』，做到这两方面，才能够『精神内守，病安从来』。精神好了，身体能把握住了。疾病从哪里来呢？言下之意，疾病的侵入都是人体没有保养好，身体差了，抵抗力慢慢衰退了。

是以志闲而少欲，心安而不惧，形劳而不倦，气从以顺，各从其欲，皆得所愿。故美其食，任其服，乐其俗，高下不相慕，其民故曰朴。

所以人不要胡思乱想，虽有欲望，但不多，故称『志闲而少欲』，就是『少欲知足』。『心安而不惧』，心里非常安定，没有什么可怕的。没做什么亏心事，没有大的嗜好，没有大的欲望，不去贪求，所以『心安而不惧』；『形劳而不倦』，虽然干了很多活，但是不会使自己劳累过度，这样『气从以顺』，人的真气才能顺畅。因为『少欲』，『皆得所愿』，所以很容易满足。正因为『各从其欲，皆得所愿』，『故美其食，任其服，乐其俗，高下不相慕，其民故曰朴』。吃好的也行，吃差的也行，『美其食』，吃什么都挺香的。古代有一本书叫《菜根谭》，意思就是吃得了菜根，才成得了大事。并不是非得要吃山珍海味。『任其服』，穿什么都挺好的，『乐其俗』，跟老百姓在一起觉得非常的高兴，入乡随俗。『高下不相慕』，看到人家地位高的，不去攀比，也不羡慕，各自干好自己分内的活。『其民故曰朴』，这样的人才是真正淳朴的人。

『是以嗜欲不能劳其目，淫邪不能惑其心，愚智贤不肖不惧于物，故合于道』。

虽然有欲望，但这些欲望对人不会有伤害。比如说想看电脑，看了一个小时觉得眼睛有点花了，就不看了。眼睛老是盯着电脑屏幕看，实际上是很伤精血的。『淫邪不能惑其心』，看到美色，但是不能被她迷惑了心灵。『愚智贤不肖不惧于物』，不管是愚蠢的还是聪明的，是有才能还是没有才能的，他们心里都很恬淡虚无，很平静，很坦荡，没有什么可害怕的，这才符合养生之道。

所以能年皆度百岁而动作不衰者，以其德全不危也。

所以上古的人，寿命都能到达百岁，而且身体还没有怎么衰退，主要是因为道德高尚，形体得以保全而没有危险，不会出大的问题。

帝曰：人年老而无子者，材力尽邪？将天数然也？

黄帝问道：『人年纪老了就不会生孩子了，是精力不够了呢，还是天意呢？』

岐伯曰：女子七岁，肾气盛，齿更发长。二七而天癸至，任脉通，太冲脉盛，月事以时下，故有子。

这一段是讲女子从发育到衰退的全过程。女孩子长到七岁，肾气开始慢慢旺盛了，牙齿要开始更换，头发也越来越长了。到了二七『天癸至』。天癸就是生殖的功能。古人认为『癸』属水，『天癸』就是『癸水』，也就是生殖的功能开始有了。『二七』，十四岁的时候，『任脉通，太冲脉盛』。中医讲究奇经八脉，冲为『血海』，任主胞胎。任脉通了，冲脉旺盛了，月经就能按时而下。为什么叫『月经』呢？所谓『经』者，常也。月事通常一个月来一次，所以称为『月经』。『故有子』，所以女孩子到十四周岁如果结婚了，就会有孩子。

三七，肾气平均，故真牙生而长极。四七，筋骨坚，发长极，身体盛壮。

女子『三七』二十一岁，肾气相当充足，『故真牙生而长极』。真牙，就是最后长出的牙齿，就是『尽根牙』要长出来了。到了『四七』二十八岁，实际上是女子发育得最好的时候，『筋骨坚，发长极，身体盛壮』，身体壮实。小女孩比较苗条，而到了『四七』二十八岁就比较丰满了。

五七，阳明脉衰，面始焦，发始堕。

女子到了『五七』三十五岁，『阳明脉衰』。阳明是指足阳明胃经，胃经衰弱。阳明脉行于面部。『面始焦』，『焦』通『憔』，脸上慢慢开始憔悴了。『发始堕』，头发开始要掉了。

六七，三阳脉衰于上，面皆焦，发始白。

女子『六七』四十二岁，三条阳经的经脉都衰弱了，脸色看上去很憔悴，开始出现白发了。

七七，任脉虚，太冲脉衰少，天癸竭，地道不通，故形坏而无子也。

女子『七七』四十九岁，冲任脉都虚衰了。冲任脉虚后，血海就不足了，生殖功能也就慢慢衰竭了。『地道不通』，是指月经不来了，所以看上去体形也差了，生不出孩子了。女子一般到『七七』四十九岁停经，现代就叫围绝经期。古书中所描述的，跟我们现代人的情况基本是一致的。

丈夫八岁，肾气实，发长齿更。

男子比女子发育要晚，女以『七』为计算单位，男以『八』为计算单位。男子到了八岁，肾气慢慢开始充实。肾气是先天之气，生殖之气。头发长得茂密了，牙齿也要开始更换。

二八，肾气盛，天癸至，精气溢泻，阴阳和，故能有子。

男子『二八』十六岁，肾气旺盛，有了生殖功能，这时会出现遗精现象。如果男女在一起有性生活，就可能有孩子。

三八，肾气平均，筋骨劲强，故真牙生而长极。

男子『三八』二十四岁，肾气平均，筋骨强劲，力气大，尽根牙开始长出来。

四八，筋骨隆盛，肌肉满壮。

男子『四八』三十二岁，是身体最好的时候，体格魁梧，肌肉结实。

五八，肾气衰，发堕齿槁。

男子『五八』四十岁，身体开始走下坡路。肾气开始衰弱，头发开始掉了，牙齿开始出现松动了。

六八，阳气衰竭于上，面焦，发鬓斑白。

男子『六八』四十八岁，阳气开始衰竭，面色憔悴，头部鬓角出现花白的头发。

七八，肝气衰，筋不能动，天癸竭，精少，肾藏衰，形体皆极。

男子『七八』五十六岁，肝的气血不足。肝主筋，膝为筋之会。『筋不能动』，是指膝关节活动不灵活了。『天癸竭，精少，肾藏衰』，生殖功能也慢慢退化，精气虚少，肾气衰弱，形体感觉非常疲乏。『极』，作『疲乏』解。到了这个年龄，精力不够了，气血不够了，这是自然规律。

八八，则齿发去。

男子『八八』六十四岁，牙齿和头发都掉了。

肾者主水，受五脏六府之精而藏之，故五藏盛，乃能泻。

肾脏主水。水，是指精液。肾所主的精液，所主的生殖功能接受五脏六腑的精气而藏于肾。正因为五脏六腑的精华都藏于肾，所以肾精才能充足，才能泻，才能有正常的性生活而后有孩子。

今五藏皆衰，筋骨解堕，天癸尽矣。故发鬓白，身体重，行步不正，而无子耳。

男子到了『八八』六十四岁以后，五脏衰退了，觉得筋骨酸重疼痛，生殖的功能到尽头了。因此头发白了，感到身体沉重，行走不稳，到这种状态还能有子吗？故『无子耳』。

帝曰：有其年已老而有子者何也？

黄帝问：有的人年纪很大了，还可以生孩子，这是什么道理？

岐伯曰：此其天寿过度，气脉常通，而肾气有余也。此虽有子，男不过尽八八，女不过尽七七，而天地之精气皆竭矣。

岐伯答：那是因为这个人身体特别强壮，寿命特别长，气血通畅，肾气也非常旺盛。他（她）虽然会生孩子，但男子到了『八八』，女子到了『七七』也衰退了，这是自然界的规律。如果逆自然界的规律，就要耗竭自己的精气。岐伯说得很好，如果是『天寿过度，气脉常通，而肾气有余』的人是可行的，但是一般的人是不行的，这是一种自然规律。

素问·四气调神大论篇第二

圣人不治已病治未病，不治已乱治未乱，此之谓也。

『圣人』，是指道德智能极高的人。『不治已病治未病』，不要等到有病的时候再去治疗，要『治未病』，没有病的时候要预防疾病；『不治已乱治未乱』，不要等到天下大乱再去治理国家，而应该在未乱的时候就要治理了。治人的身体和治国的道理是一样的。

夫病已成而后药之，乱已成而后治之，譬犹渴而穿井，斗而铸锥，不亦晚乎！

如果疾病已经成为大病了，再给病人吃药，如果国家混乱得很厉害了，再去治理，那就像是口渴没水喝了再去打井，仗开打了再去铸造兵器，不就晚了吗？这一条是很有现实意义的，也说明古人很有智慧，把治疗人体和治理国家放在同一个层面上。宋代丞相范仲淹说过：『不为良相，便为良医。』良医是治人的，良相是治国的。这一段文字，体现了『预防为主』的思想。对于人体，要以预防疾病为主，对于国家，也要以预防动乱为主。等到大病已成再吃药，拖到后来，哪怕是华佗再世也是治不好的。

素问·金匮真言论篇第四

夫精者，身之本也。故藏于精者，春不病温。

这也是体现预防为主的思想。『精』，是人体的根本，所以保持精气很重要。古人讲要保持人的精、气、神。精、气、神是人体的三宝。有精才有气，有气才有神，所以说『精者，身之本也』。生命主要是靠精气的充足。『故藏于精者，春不病温』，为什么春天要得温病、有传染性的疾病呢？主要是因为人的精气不够。只要精气充足，就不会得温病。『精者，身之本也』。要保持自己的精神，称为『积精全神』。只有积精，才能全神。如果平时不养生，那么精气神就不够，容易发生疾病。

故曰：阴中有阴，阳中有阳。

这是讲阴阳的问题。有些人讲中医不科学，总是说什么阴，什么阳。实际上阴阳是很有道理的。天是阳，地是阴；男是阳，女是阴；白天是阳，晚上是阴。阴阳实际上是一种对立统一，不要当成迷信。『阴中有阴，阳中有阳』，阴中还可以分阴阳，阳中还可以分阴阳。

平旦至日中，天之阳，阳中之阳也；日中至黄昏，天之阳，阳中之阴也。

『平旦』，就是清晨太阳从东方地平线冉冉升起。日中就是中午十一二点钟。从早上太阳升起到中午，太阳很盛，是『阳中之阳』；从中午到黄昏五六点钟，虽然属于阳，但是阳中之阴，阳中包含了阴，天马上就要暗了。同样是阳，白天还要分两部分，早上从太阳升起到中午是阳中之阳，从中午到傍晚是阳中之阴。阴阳互为根本，是不能截然分离的。

合夜至鸡鸣，天之阴，阴中之阴也；鸡鸣至平旦，天之阴，阴中之阳也。

前一天晚上到第二天早上鸡叫的时候（农村的鸡叫得很早，天还没亮），这阶段属于阴，是阴中之阴。从鸡叫到太阳升起这一段时间，也属于阴，但是阴中之阳，太阳马上就要升起来了。所以晚上（属阴）这段时间，又可以分阴阳。

故人亦应之。夫言人之阴阳，则外为阳，内为阴。言人身之阴阳，则背为阳，腹为阴。言人身之藏府中阴阳，则藏者为阴，府者为阳。肝心脾肺肾五藏皆为阴，胆胃大肠小肠膀胱三焦六府皆为阳。

古人认为人与天地相应，与大自然相应，『故人亦应之』。人跟天地都是有对应关系的，人是小宇宙，天地是大宇宙。不要看人的体重才一百多斤，好多问题都没弄清楚，好多疾病都给误治、误诊了。如果把人分阴阳，外面的形体为阳，里面的内脏属阴。从人的外面来看，是背部为阳，腹部为阴。体内的脏腑还可以分阴阳，则脏为阴，腑为阳，即肝、心、脾、肺、肾，五脏皆属于阴；胆、胃、大肠、小肠、膀胱、三焦，六腑皆属阳。古人把人体看作一种对立统一的可分体。过去讲阴阳太极，阴阳各一半，但是为什么中间的分割线不是直线呢，这里面是有道理的。因为阴阳之间是不能截然划分的，阴中有阳，阳中有阴，阴靠着阳，阳靠着阴。如果光有天没有地，光有男没有女，是不成世界的。所以如果将阴阳截然划分就不对了，如果是曲线，就可以看到阴中有阳，阳中有阴。

素问·阴阳应象大论篇第五

治病必求于本。

治病必定要探求疾病的根本，才能够把病治好。如果不知道『本』，那就是头痛医头，脚痛医脚。比如失眠就用点安眠药，实际上失眠是由很多种原因造成的。要找出失眠的原因，然后把原因给治了，失眠才能治好。所以叫『治病必求于本』。对于医生，这句话是相当重要的，包括病人选择医生，也要看这个医生是治本的医生，还是头痛医头，脚痛医脚的医生。

年四十，而阴气自半也，起居衰矣。

人生就像爬山一样，到了四十岁就好像到了山顶。到了山顶，自然而然要往下走。『阴气』，也就是精气，到了四十岁就减半了，起居就衰退了，主要是因为内耗，阴气伤了。所以人过四十以后，精力也就开始衰退了。

年五十，体重，耳目不聪明矣。

到了五十岁，觉得身体疲劳，很沉重，耳不聪，目不明了。

年六十，阴痿，气大衰，九窍不利，下虚上实，涕泣俱出矣。

到了六十岁，『阴痿』指性功能下降。『九窍』指人身上部七窍，加下部前后二阴。眼睛、耳朵、鼻子、嘴巴和前后二阴的功能下降了，比如眼睛看不清了，耳朵听力不好了，鼻子经常流鼻涕，大小便也失常了。如老年人便秘，前列腺增生而导致小便不通畅。『下虚上实』。下，指的是肝肾，肝肾居于人体下部，主藏精血；下虚，指精血不足了；而上部反而是实，常头晕，头痛，脸红，老年人常会出现这种情况，有的人眼泪、鼻涕控制不住。不到这个年龄体会不到，到了这个年龄才会有体会。这些话都是上了一定年龄的古人写的。

故曰：知之则强，不知则老。

所以说，知道养生之道才会强壮，不知道养生之道就容易衰老。

愚者不足，智者有余，有余则耳目聪明，身体轻强，老者复壮，壮者益治。

愚蠢的人，体质容易衰退；而有智慧的人，体质保养得很好。有智慧的人，保养得好，是『有余』，身体不虚弱，所以耳聪目明，身体强壮，觉得身体很轻巧，行走不觉得身体沉重。老者好像恢复到了壮年，强壮的人越来越强壮。老、壮，都是生长的一种规律。一般的人，是『生、长、壮、老、已』；而『生、长、化、收、藏』，是指植物的生长规律。对于人来说，首先是生，然后慢慢长大，长到一定时候就是壮年，壮年之后就会衰老，衰老到一定程度就去世了。对于植物来说，就是生、长、化、收、藏，比如水稻或麦子种下去，先是生，然后是长，长到一定程度就是化。所谓『化』，如稻谷还没成熟，里面好像还是浆水一样的东西，要慢慢地长成米粒。到了秋天，就收割。收割完后，就藏到仓库里了。『生、长、化、收、藏』，就是这么一个过程。这是一种自然的规律，这种规律是不能违背的。但是黄帝认为，有智慧的人可以『老者复壮，壮者益治』。老人的身体可以跟年轻人一样，说明通过善于养生，可以打破这种规律。现在有的妇女到了五十五岁，照样月经会来，这确实也对。主要因为保养得好，遗传基因好，所以有的妇女到了五十多岁，还是可以有月经。我看到过一个女子，大概是五十三岁，也还生了孩子。但是一般来说，女子到了『七七』四十九岁，也就是五十岁上下就到了围绝经期。五十岁上下的妇女来门诊时，我一般要问月经的情况。『问经期』，这也是问病史的一个重要内容。

是以圣人为无为之事，乐恬淡之能，从欲快志于虚无之守，故寿命无穷，与天地终，此圣人之治身也。

有高尚道德品质的人，该干的则干，不该干的则不干。『为无为之事，乐恬淡之能』。『恬淡』就是心里很清净，种种兰花，写写毛笔字，活到一百岁左右。『故寿命无穷，与天地终』，这是一种比喻。『此圣人之治身也』，有高尚道德品质的人，该干的去干，干完了保持良好的心态。无为、恬淡，所以能够长寿。长寿往往跟他的品德、为人是有相当关系的。如果一个人是个小心眼，一天到晚跟人争这争那，或者总是算计人家，这种人一般不会长寿。

故邪风之至，疾如风雨，故善治者治皮毛，其次治肌肤，其次治筋脉，其次治六府，其次治五藏。治五藏者，半死半生也。

外来的病邪侵犯人体，快如狂风暴雨，可以快速影响身体。实际上，人体是很脆弱的。外来的病邪，比如说微生物、细菌、各种瘟疫，侵害人体，疾如风雨。所以善于治疗的医生，当病邪刚侵犯人体，还在皮毛的时候，就首先治皮毛。比如一般的感冒，首先是皮肤上感觉有点怕冷，这个时候给予发汗药，把邪气从皮肤赶出去，病就好了。『其次治经脉』，皮肤再深入到里就是经脉。『其次治六府，其次治五藏』。比如说一般的感冒，如果前期没有治好，影响到肺，容易引起肺炎，特别是老年人肺炎，病很严重，可能就有生命危险。『治五藏者，半死半生也』，等到病到了五脏，就一半生一半死，就是说有的人治得好，有的人就治不好了。现代医学也发现一些问题，比如有些人尿酸高，看上去是很简单的问题，但是如果治不好就会变成肾炎，病情就严重了，甚至发展到了尿毒症就糟糕了。所以古人讲到要预防为主，病邪在很轻浅的位置就要开始治疗，不能让疾病深入，否则深入五脏就半死半生了。

故天之邪气，感则害人五藏；水谷之寒热，感则害人六府；地之湿气，感则害皮肉筋脉。

自然界的病邪往往可以影响人的五脏，比如感冒后可以得肺炎、心肌炎等；水谷的寒热可以伤人的六腑。比如胃病，就是吃得过饱，或饱一顿、饿一顿引起的，说明饮食不节制，可以影响人的六腑。地的湿气，可以害人的皮肉筋脉。感受了湿邪以后，会长疮、行走不利等，就是因为湿邪伤了人的皮肉筋脉。

素问·灵兰秘典论篇第八

心者，君主之官也，神明出焉。

这一大段讲五脏六腑在人体中的作用，采用一种比喻的方法，比喻得很形象。心这个器官，好像是皇帝。心脏最好不要得病。一个国家的君主是不能出问题的，君主出问题，国家就要出问题。那么在人身上，心是『君主之官，神明出焉』。『神明』，就是思考问题跟心有很大的关系。孟子有一句话：『心之官则思。』心的作用在于思考，思考离不开心，当然这跟现代医学认识不一样。现代医学认为，思考是脑的功能，而中医认为思考是心的功能。在《中国医药学报》上有过争论，有的人认为『心主神明』，有的人则认为『脑主神明』。国外的学者现在也慢慢观察到心与『神明』（神经系统）的关系。国外有个病人本来是个很温和、性格特好的人，做了心脏移植手术后，变得非常暴烈，整天发脾气、骂人，性格跟以前完全不同。因为移植的心脏来源于一个罪犯。心与神经系统是绝对有关系的。古人讲『心之官则思』。中医讲，『心为君主之官，神明出焉』。

肺者，相傅之官，治节出焉。

肺，好像是丞相，好像是皇帝的师傅。肺的作用也很大。『治节』，就是治理调控。肺主一身之气，调控气血，所以说『肺者，相傅之官，治节出焉』。

肝者，将军之官，谋虑出焉。

肝，是主谋虑，好像是位将军。将军就要出谋划策，来破敌人的阵法。临床上可以看到，一些肝有疾病的人经常闷闷不乐、焦虑，这跟『谋虑出焉』很有关系。

胆者，中正之官，决断出焉。

胆，主决断，是勇而刚正、果断。比如领导胆子大，该拍板时就拍板，该干什么就干什么。有的人胆小，优柔寡断。所以古人说胆是『决断出焉』。

膻中者，臣使之官，喜乐出焉。

膻中，是在胸中两乳之间，又称『气海』，实际上就是心包。心包在心的外围，代心行事。古人认为，心为君主之官，不能受伤。心包好像是臣使、使节，比如特命全权大使，代表国家。喜乐，即高兴、愉快，也跟『神明』有关，实际上是心包代心行事。

脾胃者，仓廪之官，五味出焉。

脾胃是个粮仓，饮食所进都储藏在胃里。饮食各种各样的味道，甜的、酸的、咸的、辣的、淡的，『五味出焉』。

大肠者，传道之官，变化出焉。
大肠起传道的作用。吃进去的东西，其营养成分变成气血，供养全身，而糟粕部分就通过大肠变化成大便排泄出去。

小肠者，受盛之官，化物出焉。
吃进去的东西，先到了胃，然后再进入小肠。小肠受纳胃里的东西，将营养成分吸收进入人体，而其他成分通过大肠『化物出焉』。

肾者，作强之官，伎巧出焉。
肾脏强壮与否，跟人的动作、技巧有关系。比如说平衡木、跳水等运动，一定要肾气充足的人才行。肾气不足的人，站上去就不行了。古人就看到这个问题，所以说『肾者，作强之官，伎巧出焉』。

三焦者，决渎之官，水道出焉。
三焦是有名无实的，中医把它列为六腑之一，但它不是实质性的内脏。三焦分别是上焦心肺、中焦脾胃、下焦肝肾。心肺、脾胃和肝肾，尤其是肺脾肾，起到疏导水液的作用，所以称其『决渎之官，水道出焉』。决，就是打开缺口；渎，就是疏导水流的沟渠。如果肺脾肾三脏没有问题，水液代谢就正常。有些人肺有毛病，则经常会气喘，脚常有水肿，小便不通畅。肾有病也是这样。肺、脾、肾位于人体的上、中、下三焦，三焦的作用跟水道的通畅、水液代谢的正常与否密切相关。

膀胱者，州都之官，津液藏焉，气化则能出矣。

膀胱，是藏水的。水排出体外就是尿液，没有排出去就是津液。『州都』，是水中的小块陆地。膀胱藏水，但所藏之水要通过肾的气化作用才能排出去。所以要肾脏强盛，膀胱的作用才好。

以上文字讲述了五脏六腑在体内的关系，因为是在古代，所以把古代的官职来比喻脏腑。如心是皇帝、肺是丞相、肝是将军，实际上是有一定道理的。

凡此十二官，不得相失也。故主明则下安，以此养生则寿，殁世不殆，以为天下则大昌。主不明则十二官危，使道闭塞而不通，形乃大伤，以此养生则殃，以为天下者，其宗大危，戒之戒之！

五脏六腑，再加上膻中，共十二个器官，不能有一个出问题。这些器官就像是人体的零部件，都有关系，互相影响。当然关键是在『君主』，在于『心』。皇帝很英明，下面就治理得很好，如果心脏很好，再加上好好养生，寿命就很长了。对于天下，如果主明，则天下繁荣昌盛，国家长治久安。如果心脏出了毛病，那么全身的器官都要受到影响，气血不通畅，闭塞了，形体受到了伤害。

素问·五藏生成篇第十

故人卧血归于肝，肝受血而能视，足受血而能步，掌受血而能握，指受血而能摄。

这一段话讲述了血和肝的关系。因为肝主藏血，人在睡觉的时候，血都归于肝。眼睛跟肝、血都很有关系。比如得了肝病的人，眼睛总是不舒服，看东西很模糊，眼睛很干燥。要眼目很好，就要肝血充足。补肝、补血的食材有益于眼睛，比如枸杞子、菊花等对眼睛有好处。血液充足，走路就很轻快；手掌血液充足，握物才有力；手指血液通畅，拿东西、提东西才有力。所以临床上表面现象是眼睛、足、掌、指不好，但都跟肝、血有关系，因为肝主藏血。

素问·异法方宜论篇第十二

黄帝问曰：医之治病也，一病而治各不同，皆愈何也？岐伯对曰：地势使然也。

黄帝问岐伯：『医生给病人治病，同一种疾病，治疗方法各不相同，但都能治好，这是什么道理呢？』岐伯回答说：『这是地势所造成的。』地势有高下、燥湿的不同，病人所处（地势）环境不同，得了相同的病，症状有不同，所以治疗方法也就不同。

故东方之域，天地之所始生也，鱼盐之地，海滨傍水，其民食鱼而嗜咸，皆安其处，美其食，鱼者使人热中，盐者胜血，故其民皆黑色疏理，其病皆为痈疡，其治宜砭石，故砭石者，亦从东方来。

古人认为，东方是万物生长的地方，故称东方为『天地之所始生也』。在东方，鱼出得多，盐出得多，住在海滨水边的人吃鱼多，而且吃得咸，如有的把鱼腌制起来。这些人觉得住在海边挺好，吃鱼觉得挺美。但是经常吃鱼，其他食物吃得少，使得脾胃有热。『中』是指脾胃。鱼是高蛋白的食物，偏嗜一种食物总是不好的。吃得太咸则伤血。现代人认为，心脏病、高血压病吃得太咸是不好的。比如杀鸡，鸡血放在碗里是不会凝结的，加上点盐，鸡血就凝结了，说明盐是凝固血脉的，所以说『盐者胜血』。东方的人皮肤都比较黑，肌理比较粗，他们得的病如外科皮肤长疮的疾病比较多，治疗的方法就用砭石。砭石是古代用石头磨成的一种针，实际上就是开刀手术。我国古代就有开刀手术，但最早是用砭石开刀的。所以砭石是从东方流传过来的。

西方者，金玉之域，沙石之处，天地之所收引也，其民陵居而多风，水土刚强，其民不衣而褐荐，其民华食而脂肥，故邪不能伤其形体，其病生于内，其治宜毒药，故毒药者，亦从西方来。

西方，比如我国的新疆、甘肃，矿产比较丰富，但也是沙石之地。『天地之所收引也。』『收引』是指风，秋风是一种肃杀之气。因为风沙大，水质也很硬，所以都不穿丝绵衣服而穿毛布。唐太仆令王冰注释『不衣』，认为『不衣丝绵，故曰不衣』；穿的是比较粗的毛布，故称『褐荐』。吃的食物都是肉，脂肪很多，因此风邪不能伤害外面的形体，但是病生于体内，治疗要用药物。古人认为，凡是攻病的药物都是毒药。但此『毒药』不是现代有毒药物的意思。人们常说『是药三分毒』。为什么『是药三分毒』，因为是用药的偏性来治疗人身疾病之偏。因此，也说明药物是从西方流传过来的。

北方者，天地所闭藏之域也，其地高陵居，风寒冰冽，其民乐野处而乳食，藏寒生满病，其治宜灸焫。故灸焫者，亦从北方来。

北方，比如黑龙江，冬天是很寒冷的地方。过去，人很少冬天出来干活，冬天有不少时间躲在家里，所以称为『天地所闭藏之域也』。寒主闭藏。北方地势比较高，有的人住在山上，非常的寒冷，结着厚厚的冰。那里的百姓喜欢在野地吃肉、喝奶。因为北方寒冷，所以容易『藏寒生满病』，内脏受寒了，往往容易产生胀满的毛病，比如胃受寒，就会肚子发胀。他们的治疗采用灸的方法。灸，就是用艾叶做成艾绒，放在穴位上用火点着来灸。灸法现在临床上少用，但有一些临床经验丰富的老医生还在用。过去进到针灸科可以闻到浓厚的艾灸味道。因此，灸法是从北方流传过来的。

南方者，天地所长养，阳之所盛处也，其地下，水土弱，雾露之所聚也，其民嗜酸而食胕。故其民皆致理而赤色，其病挛痹，其治宜微针。故九针者，亦从南方来。

南方，比如江浙地区，阳光比较多，天气比较热，故阳气比较盛，但是地势低下，水土弱，雾露的天气也多，那边的百姓喜欢吃酸的和有臭味的食物，比如腌制的咸菜、霉豆腐等，所以南方的百姓皮肤纹理细腻，脸也红红的。他们的病往往由于湿重，雾露多，地势低下，所以关节病比较多。『挛痹』就是走路时脚拘挛，疼痛、麻木。『痹』者，闭也。按照现代医学就是『关节炎』，关节受了湿邪，经脉不通畅了。疾病的治法就要用小的针。因此，九针是从南方流传过来的。

中央者，其地平以湿，天地所以生万物也众，其民食杂而不劳，故其病多痿厥寒热，其治宜导引按蹻，故导引按蹻者，亦从中央出也。

中央，比如河南，地处中州。中央地势平坦，但也潮湿。中央出产的东西也多，所以人们吃的东西多而杂，出产丰富而劳动不用很疲劳。因为湿重，所以得病往往表现为走路走不动，『痿厥寒热』。痿，就是走路走不动，但不是关节炎。走路走不动，但关节不痛，这是『痿』；如果关节痛，就是『痹』。『厥』就是脚冷。治疗用导引按蹻的方法。导引，就是自己给自己按摩。按，就是别人给你按摩。蹻，就是各种拳脚运动，如少林拳、五禽戏。蹻，同跷，举足也。这实际上也是古代的一种治疗方法。因此，导引按蹻的治疗方法是在中央地区发明产生的。

故圣人杂合以治，各得其所宜，故治所以异而病皆愈者，得病之情，知治之大体也。

有高尚道德品质、有大智慧的人把东西南北中各种各样的治疗方法杂合在一起，根据病人病情采用相宜的方法，需要用药就用药，需要用针就用针，需要导引、按摩就用导引按摩的方法。所以虽然治疗方法不同，但疾病都能治愈。圣人能够知道病情的来源，真正懂得治疗的具体方法。

从这一篇可以看出，由于我国地域广大，有东西南北中，由于地势不同，饮食不同，生活居处不同，所得疾病不同，治疗方法也就不一样。有些人在浙江可以当好医生，到了河南就不一定能当好医生，到了黑龙江更不一定能当好医生。我们要把各种各样的方法吸收进来，需要用什么方法就用什么方法，千方百计把疾病治好。本篇内容很有意义。现在西医也看到这个问题，提出要个性化治疗，并不是一个方什么人都能适宜，一味药什么人都能治。不可能寻找一方一药来治病就把病都治好的。

素问·藏气法时论篇第二十二

毒药攻邪，五谷为养，五果为助，五畜为益，五菜为充，气味合而服之，以补精益气。

用毒药来攻病邪。药物是取其偏性来治疗疾病的，真正养人的是五谷。五谷就是平时吃的大米、小豆、麦子、大豆、高粱。五果为助，桃、梨、杏、大枣、栗子等就是五果；五畜为益，就是指牛、羊、鸡、猪、狗等；五菜为充，就是指各种各样的蔬菜。此处的『五』，并不是就单指五种东西，而是各种各样的意思。

对于病人来说，用药是攻邪的，主要靠养。怎么养呢？主要靠主食五谷、各种各样的水果、肉类、蔬菜，按照现代医学的观点，既要有碳水化合物，又要有蛋白质、维生素、植物纤维等。这样就可以调和各种气味给病人服用，用来补精益气。所以病人还要靠调养，不能光靠药。药是用来攻邪的，没有病的时候，还是尽量不要吃药。调养是很重要的。杭州有个老食品店叫『五味和』，意思就是要『调和五味』。调和五味给人增加营养，补精益气。饮食相当重要，不要只靠药。药物主要起到攻邪的作用。

素问·宣明五气篇第二十三

五藏所主：心主脉，肺主皮，肝主筋，脾主肉，肾主骨，是谓五主。

本条讲五脏的生理。心是主血脉的、肺是主皮毛的、肝是主筋脉的、脾是主肌肉的、肾是主骨的，称为『五藏所主』。

五劳所伤：久视伤血，久卧伤气，久坐伤肉，久立伤骨，久行伤筋，是谓五劳所伤。

本条讲五脏的病理。任何东西不能用得过度，过用就要得病。老是看东西就要伤血；老是躺在那里就要伤气；长时间坐要伤肌肉；老是站立要伤骨；长时间行走要伤筋脉，这就是五劳所伤。

素问·宝命全形论篇第二十五

黄帝问曰：天覆地载，万物悉备，莫贵于人。人以天地之气生，四时之法成。

天覆盖着地，地承载着万物，天地万物之中最宝贵的是人，以人为本。中医很早就讲天地之间最珍贵的是人。人与自然是合一的，由于天地之气，四时寒暑的交替才产生了人。如果天地不正常，寒暑不正常，人就不可能生存，也就产生不了人。所以在宇宙、天地、万物中，人是最珍贵的。

夫邪之生也，或生于阴，或生于阳，其生于阳者，得之风雨寒暑，其生于阴者，得之饮食居处，阴阳喜怒。

病邪的产生，或生于阴，或生于阳。这里的『阴阳』是指病邪。外来的病邪称为『阳』，人体内产生的病邪称为『阴』。生于阳的病邪，是受风、雨、寒、暑而得；生于阴者，是由饮食不合适、起居无规律、住的地方潮湿、男女性生活不节制、过分喜怒等情志因素导致的。所以不光要看到自然界对人体的影响，还应看到自己的饮食、居处、生活、情志造成的影响。

素问·五常政大论篇第七十

病有久新，方有大小。有毒无毒，故宜常制矣。

病有新病、久病，医生所开的处方有大方、小方。药物有些有毒性，有些没有毒性，因此需要日常炮制好、准备好。

大毒治病，十去其六，常毒治病，十去其七，小毒治病，十去其八，无毒治病，十去其九。谷肉果菜，食养尽之。无使过之，伤其正也。

如果用毒性比较大的药物来治病，十分病去掉六分就可以了，不要用药过分；毒性一般的药物，十分病去掉七分就可以了；毒性较小的药物治病，十分病去掉八分就可以停药了；没有毒性的药物治病，比如开点甘草、菊花，也是十分病去掉九分就可以了，不要长期吃下去。那么还有一分病怎么办呢？就要吃五谷、五畜、五果、五菜，通过饮食调养，把最后的一分病给调养好。不能用药太过，用药太过反而损伤了人体的正气。所以说，并不是药吃得越多越好，古人在这一段中讲的就是治病用药的原则——『大毒治病，十去其六，常毒治病，十去其七，小毒治病，十去其八，无毒治病，十去其九』，剩下的一分病就靠饮食来调养。不要用攻邪的药太多，用太多了反而损伤人体的正气。西药也是一样的，不能天天吃药而形成药物依赖或产生毒副作用。

素问·刺法论篇第七十二

余闻五疫之至，皆相染易，无问大小，病状相似，不施救疗，如何可得不相移易者？岐伯曰：不相染者，正气存内，邪不可干，避其毒气。

『五疫』，实际上是指多种瘟疫。黄帝问岐伯：我听说瘟疫来的时候，大家都要互相传染，不管大人、小孩，而且病的症状都相似。如果不施行抢救治疗，如何使得瘟疫不相互传染呢？古人看到，有疫病存在，就会互相传染，不管年龄的大小，得病的症状都差不多。怎样使得不相互传染呢？岐伯回答说，不被传染的人也有，就要体内的正气充足，体质好，致病的邪气就侵犯不了，当然还要躲避邪气，不能认为身体好就可以不预防。可见，自身免疫力很重要，但还要预防疾病。

素问・至真要大论篇第七十四

知其要者，一言而终，不知其要，流散无穷。

这十六个字很好，我经常跟我的学生讲，中医里有许多东西确实是相当好的，要知道它的要点。知道它的要点不知道它的要点，就流散无穷。古人的话精练优美。我跟中医界教授探讨，他们就说现在有的中医书是不懂中医的看不懂，懂中医的不要看。真正有大智慧的人说话不多，说了很多的往往不一定能得其要。

夫五味入胃，各归所喜，故酸先入肝，苦先入心，甘先入脾，辛先入肺，咸先入肾，久而增气，物化之常也，气增而久，夭之由也。

饮食五味进入人的胃，各归所到的脏腑，酸的入肝，苦的入心，甜的入脾，辛辣的入肺，咸的入肾，这是有道理的。比如说咸入肾，水肿病人肾有病，咸味吃多了，就要损伤肾，水肿就退不掉。『久而增气，物化之常也』，这是一种事物的规律，时间久了，就要出问题。『气增而久，夭之由也』，如果饮食过酸、过辣、过咸，时间久了就会短命，也就是说在不知不觉中要出大毛病。我听说古代有个很坏的东家，请了一个教书先生来教孩子，结果东家和教书先生有矛盾，想整先生。于是，东家每天给先生喝酒，但没有下酒菜，就只有腌好的老姜。姜是发热的，酒也是很发热的，先生天天吃姜和酒，后来就出大毛病了。因此，饮食要调和五味，什么都要吃一点，但不能偏于一类，而且不能天长日久吃。如果天长日久饮食偏于一类，肯定要出问题。

素问·著至教论篇第七十五

黄帝坐明堂，召雷公而问之曰：『子知医之道乎？』雷公对曰：『诵而未能解，解而未能别，别而未能明，明而未能彰，足以治群僚，不足治侯王。』

黄帝坐在宫殿上，把雷公召来问他：『你知道医术吗？』雷公回答说：『我背诵过了但是没能理解，虽然有点理解了但还不能分别，虽然有些分别了但是还不能明了，虽然有些明了了但是还不能把它发扬光大，所以我的医术治疗一般官僚的疾病是可以的，但是还不敢治疗君王的疾病。』意思是我的本事还没到家。做医生不容易，要达到『诵而能解，解而能别，别而能明，明而能彰』，才可以做大的医家。古人讲到要有几个层次，要诵而能解，解而能别，别而能明，明而能彰，才是好医生。

道上知天文，下知地理，中知人事，可以长久，以教众庶，亦不疑殆，医道论篇，可传后世，可以为宝。

这里的道指医道，要『上知天文，下知地理，中知人事』，才可以长久地传下去，才可以教导百姓，才不会产生疑惑，不会产生问题。医道的篇目，才可以传到后世，可以为宝。所以为什么称为《内经》，一个原因它是经典著作，是有大智慧的人写的，一般人写不出的； 另外一个原因，经者，径也，常也，就是学习的路径。我经常教导学生，每天早上起来念一篇，实际上是很有意义的。一方面可以加强中医基础理论，另一方面也可加强文学功底，对修养是很好的，可惜现在《内经》还没有得到应有的重视。